PUBLICATIONS DU *PROGRÈS MÉDICAL*

PERSISTANCE

DU

CANAL DE MULLER

Hydronéphrose du rein et de l'uretère droits
Pyélo-néphrite calculeuse du rein gauche très hypertrophié

PAR

M. le Dr RELIQUET

PARIS

AUX BUREAUX DU
PROGRÈS MÉDICAL
14, rue des Carmes 14.

A. DELAHAYE & E. LECROSNIER
ÉDITEURS
Place de l'École de Médecine.

1887

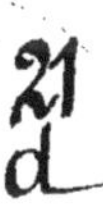

PUBLICATIONS DU *PROGRÈS MÉDICAL*

PERSISTANCE

DU

CANAL DE MULLER

Hydronéphrose du rein et de l'uretère droits

Pyélo-néphrite calculeuse du rein gauche très hypertrophié

PAR

M. le Dr RELIQUET

PARIS

AUX BUREAUX DU
PROGRÈS MÉDICAL
14, rue des Carmes, 14.

A. DELAHAYE & E. LECROSNIER
ÉDITEURS
Place de l'École de Médecine.

1887

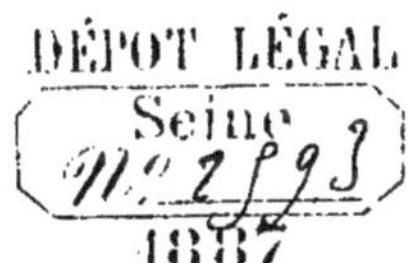

PERSISTANCE

DU

CANAL DE MULLER

**Hydronéphrose du rein et de l'uretère droits
Pyélo-néphrite calculeuse du rein gauche très hypertrophié (1).**

Un homme d'aspect robuste, de 45 ans, intelligent, dirigeant de grandes affaires, me raconte qu'il souffre depuis longtemps de coliques néphrétiques ; il rend à la fin de ces crises des graviers qu'il me montre ; ils sont blancs, à surfaces irrégulières présentant des arêtes vives, des faces à peine lisses, peu volumineux, presque tous ils sont moins gros qu'une lentille.

Les coliques néphrétiques ont toujours lieu à gauche. Le malade se rappelle cependant avoir eu des douleurs à droite, mais ses souvenirs sont absolument vagues.

Il a consulté beaucoup de médecins, il est allé aux différentes stations d'eaux minérales conseillées contre la gravelle. Il n'a, d'après lui, obtenu d'amélioration momentanée qu'à Evian. Depuis qu'on a préconisé l'usage du cidre contre la gravelle, il fit installer chez lui une brasserie de cidre modèle ; et depuis quatre années il boit de trois à quatre litres de cidre tous les jours, et cela sans voir diminuer la fréquence de ses crises néphrétiques.

Depuis quelque temps, environ six mois, il lui arrive

---

(1) M. le professeur Mathias Duval, dans un travail ultérieur, traitera le côté tératologique de ce fait. Ici, je ne m'occuperai que des conséquences pathologiques de cette anomalie.

de rendre souvent une assez grande quantité de sang dans ses urines, et cela sans causes extérieures appréciables, marche, courses en voiture, etc. Et même ce malade aimant beaucoup les chevaux, tous les jours et par tous les temps, à moins qu'il soit arrêté par une colique néphrétique, il sort en voiture, conduisant lui-même.

Ainsi les mouvements brusques de tout son individu ne provoquent aucune douleur spéciale du côté des voies urinaires. Il a bien la douleur sous le gland quand le gravier est tombé dans la vessie et vient toucher le col; mais il sait à merveille ce qu'il en est et qu'avec une bonne poussée d'urine il se débarrasse du gravier.

Depuis longtemps, plus d'un an, les urines sont constamment chargées de mucosités filantes épaisses, très denses, présentant des magmas plus épais. C'est toujours dans ces mucosités entourés par elles que les graviers franchissent l'urèthre. Le malade me raconte que de temps en temps il rend en urinant un liquide noir assez épais, chargé de grumeaux, qui répand une odeur infecte. Plus tard, j'ai su que les gens de son service reconnaissaient depuis longtemps l'endroit où il venait d'uriner dans les écuries en raison de l'odeur spéciale de ses urines. La famille me dit qu'à l'âge de 4 ans d'abord, puis à 6 ou 10 ans ce malade avait eu des difficultés pour uriner. Mais personne, même le malade, ne peut me donner des détails sur ces troubles fonctionnels lointains.

A ma première visite, je trouve une quantité considérable d'urine par 24 heures.

Analyse faite par M. Yvon. — 3,600 centimètres cubes par 24 heures. Urine un peu rosée, trouble, ne s'éclaircit pas. Dépôt jaunâtre abondant, consistance visqueuse. Légèrement alcaline. Densité 1010. Odeur ammoniacale. Contenant par 24 heures : urée, 22 gr. 50 ; acide phosphorique, 3 gr. 74 ; albumine, 9 gr. 36. Beaucoup de cristaux de phosphate ammoniaco-magnésien et de leucocytes. Hématies abondantes. Cellules épithéliales de la vessie. Bactéries.

Ainsi, il y a une proportion d'urée qui est un peu au-dessous de la normale.

La soif, toujours vive, même dans les conditions habituelles, entraîne à boire beaucoup et souvent. Le malade, à la tête d'une grande affaire, qui exige sa présence fréquente à Paris, fait souvent des repas copieux, et cela, me dit-il, sans en éprouver plus de gêne ou plus de coliques néphrétiques.

J'examine par le rectum, je ne trouve rien d'anormal, sauf des matières fécales dures accumulées. Pas de sensibilité à la pression du doigt sur aucun point de la prostate qui semble saine. Le palper abdominal ne me fait rien reconnaître. A l'exploration du côté gauche, le malade m'indique exactement, les points qui sont successivement douloureux pendant ses coliques néphrétiques: A niveau du triangle rénal et des deux dernières côtes et le long de l'uretère.

Il y a peut-être un peu de sensibilité à la pression au-dessus du pubis, sur la vessie, mais cela est peu marqué.

Je conseille de tenir constamment vide le gros intestin au moyen de grands lavements d'eau tiède, de suspendre le cidre, d'essayer du régime lacté. Le malade me dit qu'il est décidé à revenir s'installer à Paris pour s'y faire soigner, et il rentre chez lui. Quelques jours après je suis appelé chez lui. Il est en pleine colique néphrétique. Les vomissements bilieux sont fréquents. Les nausées continues empêchent toute alimentation. Tout est rejeté par les vomissements... J'attends, me disposant à faire une injection de morphine, lorsque le malade, plus calme, me dit que son gravier doit être dans la vessie. En effet, quelques instants après, il rend en urinant un gravier irrégulier à aspérités assez aiguës, complètement enveloppé par des mucosités filantes épaisses. Le moment de calme permet de faire prendre un peu de lait et j'insiste sur la nécessité de tenir l'intestin vide par les grands lavements qui n'ont pas été donnés.

Le malade vient à Paris. Je donne le grand lavement avec la longue canule matin et soir. Je mets dans le rectum, matin et soir, une heure après que le grand lavement est rendu, un suppositoire contenant 0,07 centigrammes de jusquiame et 0,10 centigrammes d'iodoforme. Matin et soir, on fait l'enveloppement calmant dont j'ai souvent à me louer dans les excitations vésico-uréthrales et les coliques néphrétiques : 1° On onctionne toute la surface du ventre et des reins avec le liniment composé de :

Extrait de jusquiame	15 grammes.
Chloroforme	15	—
Laudanum.	6	—
Huile de camomille.	200	—

2° On enveloppe tout le ventre et les reins avec une serviette, pliée en plusieurs doubles, que l'on vient de tremper dans de l'eau très chaude et que l'on a tordue. Ainsi, elle est humide sans que le liquide s'en écoule. 3° Par dessus cette serviette, on enveloppe le tout avec du coton. 4° On recouvre largement le tout avec du taffetas gommé, et le tout est fixé avec le bandage de corps.

Sous l'influence de ces moyens simultanés, les douleurs de coliques néphrétiques diminuent, les envies d'uriner sont moins fréquentes et moins douloureuses. Je fais des lavages de vessie avec l'eau boriquée à 4 0/0 et à la température de 37° centigrade. Je constate que la vessie se dilate jusqu'à 350 centimètres cubes. Mais les urines contiennent toujours des mucosités filantes épaisses. Pendant les plus vives douleurs, la température ne dépasse pas le soir 37°,6. Du côté du tube digestif, il m'est impossible de faire accepter le régime lacté, à peine si les soupes à l'oignon au lait sont tolérées trois ou quatre fois, les vomissements persistent. J'ai beaucoup de peine à faire tolérer l'eau albumineuse qui,

pendant plus d'un mois, est la seule nourriture et la
seule boisson possible, il en prend environ deux litres
par 24 heures, et la quantité d'urine suit la quantité de
liquide absorbé. Dès qu'il y a calme relatif de l'état douloureux, j'examine à nouveau, l'intestin étant maintenu
vide depuis plusieurs jours par les grands lavements.
Du côté droit, je ne trouve absolument rien, ni douleur
au triangle rénal, ni sensibilité dans le flanc en avant ;
rien dans le trajet de l'uretère droit. Du côté gauche, la
sensibilité au niveau du triangle rénal est constante,
mais elle est surtout manifeste et même très intense
lorsque l'état de coliques néphrétiques s'accentue. Le
malade étant sur le dos, les jambes demi-fléchies, res-
pirant très profondément, il m'est impossible de per-
cevoir le rein gauche malgré tout le soin que je mets à
l'explorer. Mais la pression en arrière sur les deux dernières côtes est toujours douloureuse. Le palper de l'hy-
pogastre, surtout lorsqu'on déprime la paroi abdominale
au-dessus du pubis, provoque toujours de la douleur
avec irradiation, allant jusqu'à l'extrémité de la
verge.

Profitant d'un moment de repos, je fais l'exploration
de la vessie. Je n'y trouve rien, pas de calcul, pas de
colonne, pas de disposition anormale appréciable à la
sonde ou au brise-pierre explorateur. L'exploration ne
me fait pas reconnaitre un point de la paroi vésical plus
sensible. Je suis même frappé du peu de sensibilité, du
peu de douleur relative provoquée par cette exploration.

Par le toucher rectal, je ne trouve rien d'anormal.

Sous l'action des moyens calmants et de l'eau albumineuse, il y a un mieux notable, le malade se lève, il se
promène dans le jardin et on espère un mieux durable.
Mais les coliques néphrétiques reparaissent avec leur
intensité excessive, les vomissements sont à nouveau
incoercibles, les urines qui ne contenaient plus que
quelques flocons de mucosités, en contiennent à nouveau
beaucoup plus. Les douleurs dans le rein gauche, et le

long de l'uretère et dans le cordon gauche sont vives ;.. les mictions sont fréquentes et douloureuses ; il y a expulsion de graviers enveloppés de mucosités ; les graviers ont toujours le même aspect. La quantité d'urine par 24 heures baisse jusqu'à 500 et 400 centimètres cubes, mais se relève dès que les boissons sont supportées.

Analyse faite par M. Yvon (un mois après la première). — Quantité par 24 heures, 11.500. Urine jaune rougeâtre, trouble, ne s'éclaircit pas ; flocons de mucus assez abondants. Ammoniacale ; mousse facilement. Alcaline ; densité 1.008. Par 24 h : 7 gr. 187 d'urée, 1 gr. 089 d'acide phosphorique, 4 gr. 140 d'albumine. Leucocytes et hématies nombreux. Cellules épithéliales de la vessie et du bassinet. Phosphates terreux et ammoniaco-magnésien.

Les hémorroïdes se gonflent ; il y a perte de sang par l'anus et même par les voies urinaires. Immédiatement, nous constatons une amélioration relative notable dans l'état général, mais sans atteindre le mieux qui, pendant quelques jours, permettait au malade de se lever.

Après quatre jours, une nouvelle crise de colique néphrétique se produit, avec tout le cortège des symptômes décrits plus haut, et bientôt arrive encore une perte de sang par l'anus et la vessie qui est suivie de la même atténuation dans l'état général, mais sans durée. La langue qui était restée jusque-là humide et saine, devient sèche, noire à la base, puis rugueuse, noire et sèche partout. Le dégoût pour toute espèce de boisson est invincible, à peine un peu de vin blanc et d'eau, ou de champagne et d'eau, ou d'eau-de-vie et d'eau est accepté. La température qui était toujours resté la même 36°,5 le matin, 37°,6 au plus le soir, baisse ; elle arrive à être 35°,2 le matin et n'atteint pas 36° le soir.

C'est seulement dans cette dernière période que nous voyons dans les urines un véritable liquide noir mélanique, répandant une odeur infecte de macération cadavérique.

Les mictions, de plus en plus douloureuses, sont incessantes, et cela pour quelques gouttes de liquide expulsé; la quantité d'urine, ou plutôt du liquide expulsé par l'urèthre, diminue de plus en plus par 24 heures. Car ce liquide contient du sang, des mucosités épaisses, semblables à celles observées constamment, et de ce liquide mélanique noir infecte. La face s'est amaigrie et grippée de plus en plus. Ce n'est qu'après huit jours de ces souffrances excessives que la mort a eu lieu. Pendant les derniers jours, la température tombe le matin à 34°,5 et le soir ne dépasse pas 35°,4.

Autopsie. — 24 heures après la mort. La cavité péritonéale ne présente rien d'anormal. Le rein gauche volumineux est placé tout à fait sous les côtes obliquement, de façon que son bord externe est incliné et regarde en haut et en dehors; son extrémité inférieure ne dépasse pas la dernière côte. Dans cette position, le rein gauche est absolument fixé; il est impossible de lui imprimer le plus léger déplacement. Son uretère, très volumineux, fait une saillie plus grosse que le doigt sous le péritoine; il est absolument cylindrique, sans la moindre nodosité. Les tissus périphériques au rein et à l'uretère gauche sont sains. Le bassinet de ce rein n'est pas dilaté. En le saisissant pour le détacher des tissus voisins, on reconnaît de suite qu'il contient des calculs.

Du côté droit, à la place du rein, il y a une masse globuleuse, grosse comme une orange, molle, fluctuante. Au-dessus est une seconde masse, plus petite, ovoïde, grosse comme une noix et fluctuante comme la première. Ces deux masses sont apparentes sous le péritoine qu'elles soulèvent. Du bord interne de chacune de ces masses part un cordon. Ces deux cordons se dirigent parallèlement en bas jusqu'à la vessie. Ces deux cordons soulèvent le péritoine et sont très apparents; le plus externe, venant de la masse la plus grosse, est très large, un peu aplati, avec de légères dilatations. Le cordon le plus interne, plus petit, présente deux sections étroites et deux renflements allongés. Toutes les portions larges, c'est-à-dire tout le cordon externe venant de la grosse masse, est fluctuant ; les portions élargies du cordon interne sont aussi fluctuantes.

Je détache ces deux masses et les deux conduits, et je remarque qu'il n'y a pas le moindre état sclérosique des tissus voisins.

La surface de la vessie est saine ; le tissu cellulo-graisseux n'y adhère pas. Sa paroi, très peu épaissie, est très souple. J'enlève tout l'appareil urinaire avec les vésicules séminales. Celles-ci sont volumineuses et fermes. Dans les tissus périphériques aux vésicules séminales et au bord postérieur de la prostate, accolés aux tissus de ces organes, sont de petits graviers ronds de couleur gris-jaune qui, certainement, se sont développés dans les tissus, ne tenant à aucun organe par un cordon ou un conduit quelconque. Ces graviers sont au nombre de cinq et disséminés ; quatre d'entre eux sont gros comme des petits pois, le cinquième est plus petit. Il est très difficile de les détacher complètement des tissus normaux qui adhèrent à leur surface.

M. Yvon les analyse : Ils sont constitués par de l'urate de chaux, des traces de carbonate de chaux et du phosphate ammoniaco-magnésien.

L'appareil urinaire est retiré complètement et débarrassé du tissu cellulo-graisseux qui, du reste, n'est pas adhérent. J'ouvre la vessie sur la face antérieure par l'incision médiane que je continue sur l'urèthre.

Dans la vessie, nous trouvons du liquide mélanique mélangé à de l'urine, le tout répandant une odeur infecte, absolument celle observée pendant la vie. Ce liquide contient des grumeaux noirs, s'écrasant facilement entre les doigts sans donner la sensation de calcaire. Il y avait dans la vessie trois graviers à forme irrégulière,à aspérités aiguës, semblables à ceux rendus pendant la vie.

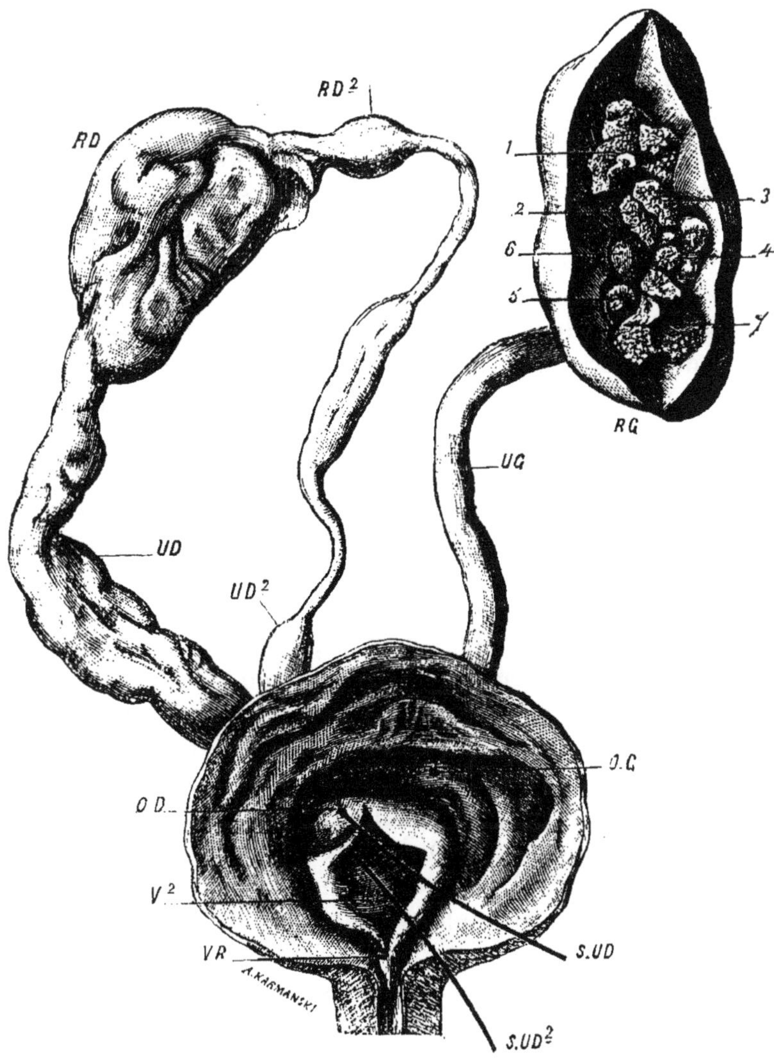

Fig. 1. — R G, rein gauche. — 1, 2, 3, 4, 5, 6, 7, calculs. — U G, uretère gauche. O G, orifice de l'uretère gauche dans la vessie. — R D, rein droit. — U D, uretère droit. — O D, orifice de l'uretère droit dans la vessie. — R D². U D², section supérieure du canal de Muller. — U D². V², section inférieure du canal de Muller. — V R, verumontanum. — S. U D. sonde dans l'uretère droit. — S. U D², sonde dans la section inférieure du canal de Muller.

Vessie. — La vessie très dilaté a ses parois souples, quoique un peu épaissies. Sa surface interne lisse ne présente pas la moindre colonne, ni la moindre trace d'inflammation ou d'altération de la muqueuse.

Le trigone vésical a une surface lisse, bosselée, soulevée en totalité et fluctuante. Elle est représentée ouverte (*fig.* 1). A la compression de cette poche, on voit l'extrémité renflée du cordon interne UD^2 se distendre, et je vois distinctement sourdre un liquide noir par les deux orifices placés sur le veru montanum (les orifices des canaux éjaculateurs).

Dans une dissection ultérieure, j'ai bien vérifié que les orifices du veru montanum étaient ceux des canaux éjaculateurs, mais je n'ai pas pu trouver la communication de ces orifices ou des canaux éjaculateurs avec cette poche anormale du trigone vésical.

Les orifices des uretères dans la vessie O D, O G, sont très apparents ; ce sont des ouvertures rondes, laissant passer facilement un stylet de trousse. Celui de gauche O G est placé un peu plus en arrière que le droit, sur la paroi vésicale, en dehors de la poche du trigone. Celui de droite O D est plus en avant, sur la paroi même de la poche du trigone ; il est soulevé en avant par elle. De suite, nous constatons que le stylet introduit dans cet orifice O D droit pénètre dans le plus externe des conduits qui est l'uretère UD droit, qui correspond à la grosse poche R D, laquelle est le rein. La compression de la poche du trigone en faisant refluer le liquide dans le second conduit droit UD^2, le plus interne, soulève le stylet placé dans l'uretère et nous indique ainsi que ces deux conduits sont l'un au-dessous de l'autre.

Par une incision longitudinale sur la ligne médiane, j'ouvre la poche du trigone (*fig.* 1 et 2) V^2. Cette poche est pleine d'un liquide noir, contenant des grains mous mélaniques, s'écrasant facilement ; pas trace de graviers ou même de cristaux.

Voici l'analyse faite par M. Yvon :

Urée, 3 gr. 37 par litre. Quelques globules rouges décolorés, très rares globules blancs. Nombreuses cellules variées comme forme : les unes rondes avec un gros noyau ; les autres effilées, soit à une extrémité, soit aux deux ; d'autres affectent la forme cylindrique, sans plateau et cils vibratiles. Toutes ces cellules sont assez fortement colorées et en suspension dans un liquide rempli de granulations fines et brillantes.

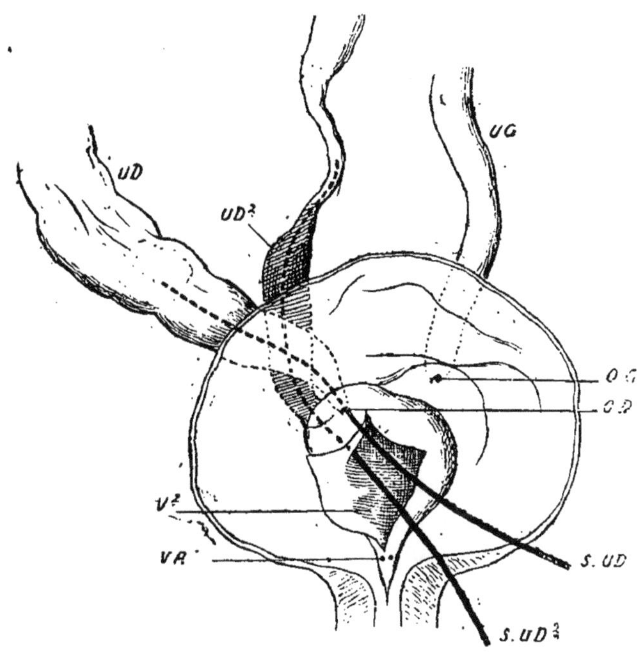

Fig. 2. — Schéma montrant le croisement de l'uretère U D par la section inférieure du canal de Muller U D². V². — Sonde S U D dans l'uretère et la sonde S. U D² dans le canal de Muller, montrant l'entrecroisement des deux conduits.

En même temps se vide la section inférieure du conduit le plus interne U D². Un stylet introduit dans ce conduit montre que la communication entre celui-ci et la poche V² est très large, il n'y a pas d'orifice rétréci indiquant une séparation, une succession d'organe. En somme, la cavité de la poche du trigone V² n'est qu'une expansion terminale du conduit U D².

En mettant un stylet dans l'uretère droit U D, qui s'ouvre directement dans la vessie, on reconnaît de suite que ce stylet croise celui qui est dans le conduit U D² et on comprend comment ce dernier, dilaté par du liquide, a certainement comprimé le calibre de l'uretère vrai U D d'arrière en avant.

De là, l'hydronéphrose ancienne du rein droit et l'anihilation presque complète de cet organe. De là aussi la dilatation de ce rein par du liquide. En effet, au moment où la poche du trigone V² et l'extrémité inférieure de son uretère se sont vidées par l'incision faite, nous avons vu sortir, par l'orifice O D de l'uretère droit dans la vessie, un liquide noir semblable à celui que nous allons trouver dans la cavité formée par le large uretère U D et par la poche rénale R D. Mais continuons l'étude du conduit qui, parallèlement à l'uretère vrai, va jusqu'à l'extrémité supérieure du rein vrai. Au-dessus de la dilatation qui communique avec la cavité qui est dans la paroi inférieure de la vessie, ce conduit se rétrécit dans une longueur de plusieurs centimètres, à tel point qu'il m'est impossible de trouver dans ce cordon la moindre cavité ; il y a oblitération. Au-dessus, il y a une dilatation de toute sa section moyenne (*fig.* 1), et les parois de cette dilatation souple sont tout à fait semblables à celles de la dilatation inférieure. Elle contient un liquide noir semblable à celui trouvé dans la section inférieure. Au-dessus de cette dilatation de la section moyenne, ce conduit est de nouveau réduit à l'état d'un cordon, et cela dans une longueur plus grande. Ce cordon va jusqu'à la masse R D² (*fig.* 1) qui est au-dessus du rein droit et y attenant. Cette poche contient toujours le même liquide noir. L'analyse est faite par M. Yvon. Urée, 3 gr. ; globules rouges inégaux et décolorés. Rares globules blancs. Cellules dégénérées, isolées ou réunies en plaques. Granulations brillantes, répandues dans toute la masse.

La connexion entre cette masse R D² et le rein droit R D est intime ; mais à la dissection, je reconnais qu'elles ne sont unies que par un tissu cellulaire dense. En tout cas, la cavité de la masse R D² est absolument indépendante de la grande cavité du vrai rein droit R D. — Les trois cavités de ce conduit anormal de R D², U D² et l'inférieure qui se continue dans le plancher de la vessie V² et dans la paroi inférieure de l'urèthre jusqu'au verumontanum, ont leurs surfaces internes lisses, blanches, semblables.

Uretère et rein droit. — A partir de l'orifice de cet uretère dans la vessie O D, l'uretère se dilate et, après un trajet de 1 centimètre 1/2, il offre un diamètre intérieur de 2 centimètres au moins qui se maintient jusqu'au rein, offrant çà et là des dépressions latérales peu profondes, qui répondent aux bosselures extérieures. En suivant de bas en haut la cavité de cet uretère, on arrive à la poche rénale sans trouver une démarcation bien nette entre le tissu de la paroi de ce conduit et celui de la cavité du rein. Il n'y a rien qui indique nettement là où finit l'uretère et où commence le rein. La communication de l'un à l'autre est exactement du diamètre général de l'uretère. La surface de cette grande cavité uretérorénale est la même partout, lisse, blanche ; tissu assez dense, sauf à la partie supérieure de la poche rénale, où il y a des rangées de points qui sont des orifices placés à la surface interne d'une couche de tissu rénal bien reconnaissable, mais n'ayant pas plus de 7 millimètres d'épaisseur. Impossible de trouver la moindre communication entre ce rein droit R D et la petite masse R D² qui lui est accolée sur son extrémité supérieure et un peu en dedans. Le liquide trouvé dans cette grande cavité uretéro-rénale est absolument semblable, à l'œil, à celui trouvé dans les cavités du conduit anormal et à celui trouvé dans la vessie. Voici l'analyse de M. Yvon :

Urée, 5 gr. 75 par litre. Masses granuleuses sphériques ; — nombreuses granulations colorées ; — quelques cellules rondes avec des noyaux ; — très rares globules rouges décolorés ; — nombreuses masses réfringeantes.

Enfin, à la section des parois de ce grand uretère droit, on remarque que les tissus sont flasques, ne rappelant en rien l'aspect du tissu formé par des fibres musculaires lisses ayant conservé leur activité. Dans le schéma, (*fig.* 2), j'ai voulu bien montrer l'entrecroisement de l'uretère droit et du conduit anormal. Les sondes S. U D et S. U D², indiquées par des traits pleins, en dehors des conduits, et par des points dans la cavité des conduits, montrent bien comment, d'arrière en avant, l'extrémité

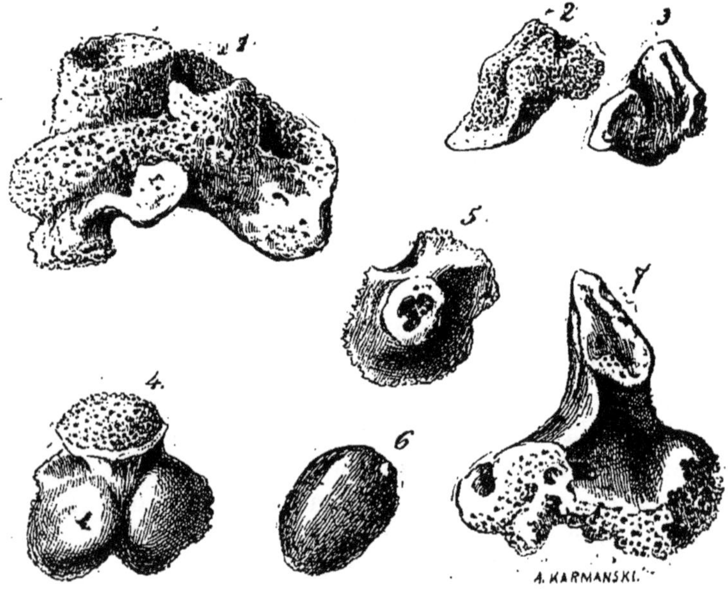

Fig. 3.

de l'uretère vrai U D, S. U D, a été comprimée par la poche formée par le conduit anormal U D², S. U D² se prolongeant dans la paroi inférieure de la vessie.

Rein et uretère gauche. — Ce rein, qui était fixé derrière les côtes, ainsi que je le dis plus haut, est très développé. Il a 20 centimètres de longueur, 10 centimètres de largeur et 8 centimètres d'épaisseur. Sa surface est saine, sans adhérence au tissu voisin, sauf deux tractus fibreux isolés sur la face convexe. La coloration est normale. L'uretère part directement du hile, sans dilatation du bassinet. Quand on palpe ce rein, on sent très nettement qu'il contient des calculs ; mais, le doigt appliqué sur le hile ne sent pas plus distinctement les calculs qu'en étant sur les faces convexes ou latérales. A la vue, l'aspect général est celui d'un rein sain très volumineux. La section longitudinale sur le bord convexe montre que le tissu du rein est très dense, un peu congestionné, et, de suite, apparaissent les calculs. Ils sont représentés exactement dans la position où ils étaient, *fig.* 1, RG. Les numéros 1, 2, 3, 4, 5, 6 et 7 de cette figure n° 1, reportés sur la fig. n° 3, y indiquent chaque gravier dans sa grandeur réelle, et, dans cette figure 3, on a donné à chaque calcul la position qu'il occupait dans le rein. En les rapprochant les uns des autres, on voit que leurs surfaces lisses correspondent à leurs faces appliquées les unes contre les autres, tandis que leur surfaces rugueuses, à aspérités aiguës, comme cristallines, répondent exactement à leurs faces qui étaient en contact avec le tissu du rein. J'ai démontré, en 1869, et plusieurs fois depuis, ce même fait pour les calculs vésicaux. Dès qu'un calcul a une de ses surfaces toujours en contact avec la paroi vésicale, cette surface devient rugueuse par le dépôt de phosphates ammoniaco-magnésiens plus ou moins cristallisés. La réunion de ces sept calculs représente une masse considérable qui comprimait, de dedans en dehors, le tissu du rein. En effet, toutes ces saillies, plus ou moins arrondies et rugueuses, étaient appliquées tout contre le rein. Plusieurs étaient retenues dans une dépression du tissu de cet organe. Pour dégager les calculs 1 et 7, qui occupaient les extrémités supérieures et inférieures de la cavité rénale, il a fallu y mettre une certaine force, leur saillie étant tout à fait moulé dans le tissu du rein.

Les surfaces du rein en contact avec les calculs sont recouvertes en beaucoup d'endroits de véritables in-

crustations calcaires, analogues à celles que j'ai décrite
(1869) dans la vessie. On en détache même de véritables morceaux ayant tout à fait la forme irrégulière des
graviers rendus pendant la vie et de ceux trouvés dans
la vessie. Là où sont les débris d'incrustations intermédiaires ; entre le calcul et le tissu du rein, il y a des flumes muqueuses assez abondantes, produit de l'inflammation de la surface du tissu. Ce sont ces graviers qui,
enveloppés de ces mucosités, ont été évacués pendant
la vie, en provoquant des coliques néphrétiques intenses. Enfin le tissu rénal, ainsi comprimé et irrité par
les calculs et les incrustations, est manifestement le
siège à sa surface interne d'une sclérose qui envahit une
couche plus ou moins épaisse du parenchyme. Tous ces
calculs se sont développés dans les calices, car tous
étant enlevés, on trouve le bassinet très petit, à peine
s'il a plus de 1 centimètre 1/2 de diamètre. Sa paroi est
hypertrophiée et sa surface interne est lisse.

L'uretère gauche U G (*fig.* 1), dont le diamètre
extérieur a un peu plus de 1 centimètre 1/2, ne présente pas la moindre bosselure ; ses parois sont très
hypertrophiées et très denses. Sa cavité dilatée est
cylindrique, régulière, sans cavité latérale. La muqueuse de cet uretère est injectée.

La rédaction de mon observation était faite lorsque
je montrai la pièce à M. le professeur Mathias Duval.
Il me démontra, par des faits antérieurs publiés dans le
Journal d'Anatomie de Ch. Robin, entre autres par un
fait (1878) de MM. Rémy et Barth, que le conduit anormal qui, dans mon fait, vient de la capsule surrénale se
terminer dans la poche du plancher de la vessie est bien
un canal de Muller persistant et non un second uretère.

Dans les trois faits de persistance du canal de Muller
chez l'homme, publiés dans le journal de Ch. Robin, les
troubles fonctionnels de l'émission de l'urine n'ont pas
permis au sujet de vivre longtemps. Celui qui a été observé par M. Barth, pendant la vie, et dont la descrip-

tion anatomique a été faite par M. Rémy, est mort à cinq ans. La planche nous montre que le canal de Muller est ouvert largement au sommet du trigone vésical. L'ouverture oblongue se continue dans l'urèthre jusqu'au niveau du verumontanum. Cette disposition a fini par provoquer, après des rétentions d'urine qui ont nécessité le cathétérisme, une suppuration de la vessie et une intoxication mortelle.

Chez notre malade la cavité du canal de Muller ne communiquait presque pas avec les voies urinaires. Au moment de l'autopsie seulement, en pressant sur la large cavité de ce canal qui soulevait le trigone vésical et se prolongeait jusqu'au verumontanum, j'ai vu sourdre par les deux orifices des canaux éjaculateurs un liquide noir, semblable à celui que j'ai trouvé ensuite dans la poche ; mais en disséquant je n'ai pas pu trouver la communication avec les canaux éjaculateurs. Ainsi au point de vue pathologique il n'y avait pas communication du canal de Muller avec les voies urinaires, l'urine n'a jamais pu refluer dans ce canal, et une des causes d'inflammation et d'irritation qui, dans le fait de MM. Rémy et Barth, a provoqué les accidents mortels était ainsi écartée. Mais cette poche inférieure du canal de Muller U D², V² (*fig.* 1) fermé comme un kyste, comprime d'arrière en avant l'extrémité inférieure de l'uretère droit U D, en oblitère le conduit. De là, dilatation de cet uretère, de là la compression de dedans en dehors du rein, de là l'hydronéphrose de tout l'appareil rénal droit. Tel que nous le voyons, ce rein droit réduit à l'état d'une coque, ayant encore un peu de parenchyme rénal dans ses parois, ne rendait aucun service à l'organisme général ; il ne produisait qu'une faible quantité d'urine mais certainement il en produisait. Ce liquide, en s'accumulant dans le rein et l'uretère, y développait une tension de plus en plus grande qui arrivait forcément à combattre la compression de l'extrémité inférieure de l'uretère ; à ce moment une partie du liquide de l'hydronéphrose pénétrait dans la vessie, et cela jusqu'à ce que la tension dans la poche réno-uretérale fût inférieure à celle du liquide contenu dans cette section inférieure du canal de Muller. De là les urines noires infectes que le sujet rendait de temps en temps, le trop-plein de l'hydronéphrose s'évacuant.

Voilà un sujet qui s'est très bien développé, qui a vécu jusqu'à 40 ans sans éprouver de gênes sérieuses du côté des voies urinaires, et qui cependant portait un appareil rénal droit, siège de troubles fonctionnels considérables, puisque les parois de la cavité réno-urétérale étaient incessamment soumises à une compression interne due à la tension du liquide accumulé ; il est vrai que cette tension ne pouvait pas dépasser celle du liquide contenu dans la poche inférieure du canal de Muller, qui ici était une véritable soupape de trop-plein. Cette limite fixe, toujours la même, de la tension du liquide de l'hydronéphrose, explique pourquoi le sujet n'a pas souffert de son appareil urinaire droit ; il s'était établi là, par accoutumance, une fonction d'expulsion spéciale inconsciente pour le sujet ; il savait que de temps en temps il rendait une urine noire sentant mauvais, mais rien avant cette expulsion ne lui faisait prévoir qu'il allait rendre de semblables urines.

La persistance du canal de Muller en constituant cette poche V^2 (*fig.* 1 et 2) a modifié complètement la disposition du plancher vésical. Le trigone n'existe pas, et surtout il n'y a pas ce faisceau musculaire de la base du trigone, aux extrémités externes duquel sont les orifices des uretères dans la vessie normale. Les uretères avant d'arriver à la vessie ne traversent pas obliquement la paroi vésicale, et leurs orifices n'ont pas leurs lèvres antérieures tendues et par cela même appliquées contre leurs lèvres postérieures par un faisceau musculaire. En un mot l'appareil mécanique qui empêche normalement le contenu de la vessie de refluer dans les uretères n'existe pas. Les uretères s'ouvrent directement par des orifices ronds,

larges, très apparents dans la cavité vésicale, et la libre
communication du contenu de la vessie avec les uretères est complète. Ainsi, comme je l'ai dit, un gros
stylet de trousse entre facilement dans les orifices O D
et O G (*fig.* 1 et 2). Du côté de l'uretère droit, la compression par la poche du canal de Muller U D^2, V^2 empêche le liquide contenu dans la vessie de refluer vers le
rein et certainement cette disposition a empêché les
parois de l'appareil rénal droit de s'enflammer, de s'ir-
riter et de devenir un véritable foyer d'infection pour
l'organisme général.

Mais, du côté de l'appareil rénal gauche, le reflux du
contenu de la vessie était complet, là on peut dire
que la cavité de l'appareil rénal gauche et celle de la
vessie ne faisaient qu'une. C'est sûrement à cette disposition anormale que sont dus en grande partie les accidents qui ont amené la mort, c'est-à-dire les calculs
rénaux, la pyélo-néphrite et la sclérose ascendante du
seul rein fonctionnant.

Ici on ne peut pas attribuer à la rétention d'urine la
dilatation des orifices des uretères dans la vessie, car
il n'y a pas de dilatation anormale de l'uretère et de la
cavité du rein gauche ; de plus, d'après leur organisa-
tion anatomique les extrémités inférieures des uretères
sont certainement telles qu'elles étaient à la naissance.
Enfin chez ce sujet nous ne relevons de la difficulté
pour uriner qu'à l'âge de quatre ans et cet accident si
ancien n'a pas été suivi de troubles fonctionnels appréciables.

Le rein gauche était placé tout à fait derrière les dernières côtes ; il ne dépassait pas en bas la douzième côte,
et là, dans une position oblique, son bord externe regar-
dant en haut et en dehors ; il était intimement fixé aux
parties voisines, non qu'il y eût des adhérences de for-
mation nouvelle inflammatoire, mais il était là absolument immobilisé dans les tissus sains. Ainsi s'explique
pourquoi pendant la vie nous n'avons jamais pu le

sentir, le prendre entre nos deux mains. Nous n'avons jamais constaté que de la sensibilité à la pression faite avec les doigts, dans ce que j'appelle le triangle rénal, c'est-à-dire dans l'angle formé par le bord inférieur de la 12e côte et le bord externe de la masse lombaire.

Cette position anormale du rein, en dehors de la masse graisseuse et au-dessus d'elle, explique pourquoi ce rein très volumineux, en raison de son fonctionnement supplémentaire, étant seul pour satisfaire au besoin de l'organisme général et, en raison des nombreux calculs qu'il contient, n'est pas devenu mobile comme cela est presque la règle dans les cas ordinaires de rein volumineux et lourd. Ce fait montre aussi la difficulté possible d'examiner les reins dans ces cas de position anormale.

L'impossibilité de sentir le rein gauche, siège des coliques néphrétiques, et aussi ce fait si exceptionnel de l'absence absolue de tous accidents de coliques néphrétiques du côté droit chez un sujet graveleux depuis longtemps, me laissait des doutes sur la valeur fonctionnelle du rein droit, doutes que j'ai manifesté souvent à la famille. Ces raisons m'ont empêché de tenter le débridement du rein pour faire cesser les accidents de coliques néphrétiques, surtout les vomissements, ainsi que j'en ai formulé l'indication dans une communication au Congrès des Chirurgiens français de 1886.

Les sept calculs que nous voyons dans le rein (*fig.* 1) et qui sont représentés isolément (*fig.* 3) se sont développés dans les calices comprimant le tissu du rein, s'y faisant par compression des loges à mesure qu'ils se développent; il en résulte qu'ils n'ont jamais été réellement mobiles les uns sur les autres. Les légers frottements qu'ils ont eus les uns sur les autres ont suffi pour maintenir lisses leurs surfaces de contact, mais rien de plus.

La fixité du rein d'une part, l'immobilité réciproque des calculs contenus dans ce rein d'autre part, explique pourquoi chez ce sujet, jamais les mouvements communiqués par la voiture ou la marche n'ont provoqué de douleur dans le rein ou des hématuries.

Ici on peut se demander si toutes ces altérations du rein gauche, de ce rein unique au point de vue fonctionnel, n'ont pas pour cause première la communication facile de la vessie avec la cavité du rein. Ces calculs sont essentiellement formés par des éléments calcaires d'origines alcalines, du phosphate ammoniaco-magnésien et du carbonate de chaux qui prédominent, puis de l'urate de chaux. Leur développement a dû être rapide dans les derniers temps en raison de la pyélo-néphrite. Enfin le rein est devenu insuffisant par le développement de la sclérose allant de la surface interne du rein au parenchyme.

Ce fait nous montre encore combien l'organisme peut s'habituer à un état pathologique localisé. Tous les jours nous voyons des malades atteints d'affections chroniques des voies urinaires qui se maintiennent, côtoyant constamment les accidents d'intoxication urineuse les plus graves, finissant par avoir des reins tellement insuffisants qu'ils ne peuvent vivre qu'à la condition de ne se nourrir que de lait. Voilà un fait où depuis la naissance les troubles fonctionnels existaient et le rein gauche suppléait à tout. Un liquide infect était de temps en temps évacué par la vessie et l'urèthre. La vessie communique facilement avec le seul appareil rénal gauche, qui fonctionne. Malgré ces conditions si défavorables le sujet se développe parfaitement, est d'une grande activité, est arrêté non par une intoxication brusque, violente, mais par la pyélo-néphrite, après avoir fait sept calculs volumineux dans le rein, et surtout par une sclérose rénale ascendante, provoquant une insuffisance rénale en tout semblable à celle que nous avons décrite (*Leçons sur les stagnations d'urine*, 1885) chez le sujet atteint d'affection ancienne des voies urinaires.

PARIS — IMP. V. GOUPY ET JOURDAN RUE DE RENNES, 71.

TRAVAUX DE L'AUTEUR

De l'urétrotomie interne. — 1865.

Irrigation de l'urètre et de la vessie. Brochure. — 1866.

Traité des opérations des voies urinaires. 1 vol. in-8° de 820 pages. 191 figures dans le texte. — 1871.

Sur la lithotritie, à propos du brise-pierre et de l'appareil pour la lithotritie de l'auteur. Brochure. — 1872.

Calcul vésical ; contraction de la vessie sur la pierre ; action comparée des courants électriques continus et de l'anesthésie chloroformique sur cette contraction de la vessie ; taille médiane. Brochure. — 1872.

Urétrotomie externe sans conducteur. Brochure. — 1873.

Moyens propres à détacher les concrétions calcaires adhérentes aux parois de la vessie. Brochure. — 1873.

Oblitération du canal éjaculateur par des sympexions de la vésicule séminale. Colique spermatique. Brochure. — 1874.

Dilatation brusque de l'urètre d'une femme âgée, avec chloroforme, pour extraire une pierre volumineuse. Brochure.—1876.

Faits de phlegmons périvésicaux. Brochure. — 1878.

Hémorragies chirurgicales des voies urinaires. Brochure.—1878.

Lithotritie et taille ; trois pierres volumineuses ; corps fibreux de la prostate. Brochure. — 1879.

Coliques spermatiques. Brochure. — 1879.

De la lithotritie rapide. Brochure de 79 pages. 28 figures dans le texte. — 1882.

La lithotritie doit être faite sans traumatisme. Brochure.—1882.

Hématurie et colique spermatique due au méat étroit placé haut sur le gland. Brochure. — 1883.

Anurie calculeuse, traitée par l'augmentation de la tension du sang dans les artères du tronc. Brochure. — 1882.

Fistule urétro-prostatique périnéale et rectale ; guérison. Brochure. — 1884.

Leçons sur les maladies des voies urinaires. MICTION.— SPASMES DE L'URÈTHRE ET DE LA VESSIE.— ACTION DU CHLOROFORME SUR L'URÈTHRE ET LA VESSIE. — STAGNATIONS D'URINE (*Les deux premières leçons ont été couronnées par l'Académie des sciences. Prix Godard.*) Un volume in-8° de 374 pages. — 1885.

Fistules uréthrales non urinaires. Brochure de 40 pages. — 1885.

Carcinome villeux diffus de la vessie, par MM. CORNIL et RELIQUET. Brochure. — 1886.

PARIS. — IMP. V. GOUPY ET JOURDAN, RUE DE RENNES, 71.